RECHERCHES CLINIQUES

SUR

LE CHLOROFORME.

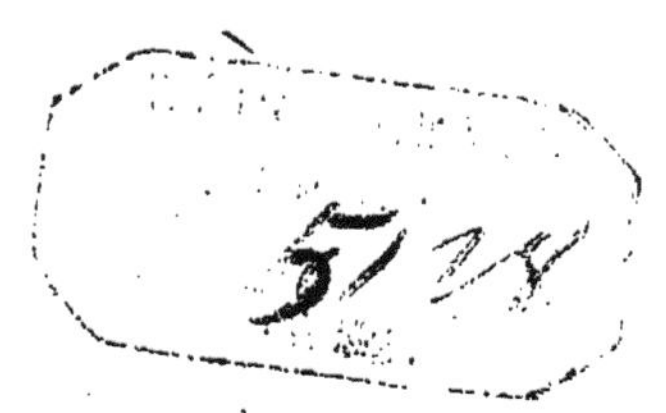

RECHERCHES CLINIQUES

SUR

LE CHLOROFORME

PAR

M. CHASSAIGNAC,

CHIRURGIEN DE L'HÔPITAL SAINT-ANTOINE.

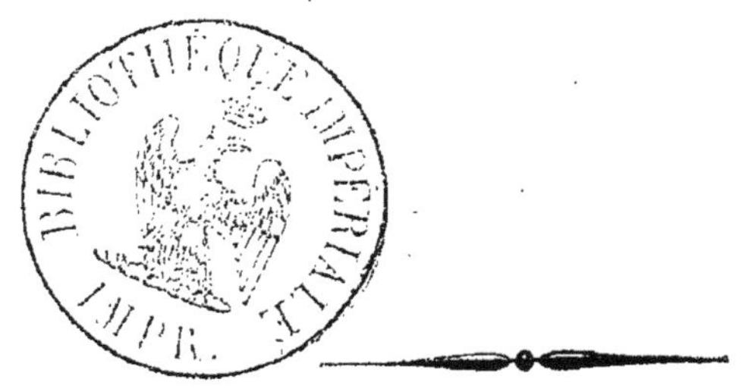

PARIS

CHEZ J.-B. BAILLIÈRE,

Libraire de l'Académie impériale de médecine,

RUE HAUTEFEUILLE, 19.

1853

RECHERCHES CLINIQUES

SUR

LE CHLOROFORME.

CHAPITRE PREMIER.

De la tolérance anesthésique. — Quelques principes sur l'inhalation du chloroforme.

Jusqu'ici, l'emploi du chloroforme dans les opérations a été dirigé de la manière suivante : un malade va être opéré ; le chirurgien et les aides sont prêts, ainsi que l'appareil ; chacun est à son poste. L'inhalation fonctionne, et alors le moment de l'action chirurgicale va différer suivant l'opérateur.

Celui qui craint outre mesure l'effet des anesthésiques commence l'opération aussitôt qu'il a constaté l'insensibilité de la peau explorée par pincement. Si le malade s'agite, il est maintenu par la force.

En outre, parmi les chirurgiens qui opèrent avant d'avoir amené le malade à la période de collapsus, les uns suspendent l'inhalation, quoi qu'il arrive, une fois que l'insensibilité de la peau existe ; les autres font continuer l'inhalation, même après avoir commencé l'opération.

Les chirurgiens, qu'une habitude journellement entretenue rend plus confiants dans l'emploi du chloroforme, vont d'emblée jusqu'à la période de collapsus, et ne commencent l'opération que quand cet état est parfaitement constaté.

Ces deux manières d'agir nous paraissent défectueuses ; non pas au même degré, non pas par le même genre de défauts, mais toutes deux par des inconvénients qu'il serait fort utile, ce nous semble, de faire disparaître de la pratique.

Examinons rapidement en quoi ils consistent : les chirurgiens qui opèrent sur le premier indice de l'insensibilité cutanée ont assurément l'avantage de ne pas se compromettre beaucoup, eu égard aux dangers possibles du chloroforme. Mais, en réalité, tirent-ils de ce moyen sa véritable et sérieuse utilité ? Nous ne le pensons pas. Ils se bornent, suivant nous, à une pure démonstration sans résultats vraiment significatifs. Faire respirer, comme par acquit de conscience, quelques gouttes de chloroforme et dire à un malade qui, d'un bout à l'autre de l'opération, n'a cessé de s'agiter et de crier, lui dire qu'il n'a pas éprouvé la moindre douleur, est-ce bien là un rôle que le chirurgien puisse accepter ?

Sachons agir plus gravement. Si nous n'avons pas assez de confiance dans le chloroforme, refusons-le franchement aux malades ; mais du moment que nous le leur accordons, que ce soit d'une manière efficace et sérieuse.

Employé autrement, le chloroforme n'est plus, à nos yeux, qu'une surprise, un palliatif qui dérobe, il est vrai, au patient des préludes toujours redoutés, mais qui a l'inconvénient de provoquer un état d'agitation et des mouvements désordonnés propres à compromettre la bonne exécution des manœuvres opératoires.

Pour ceux qui n'agissent que quand le collapsus est complet, si leur conduite échappe au ridicule, ils exposent le malade à des dangers réels. D'un côté, l'état de collapsus anesthésique est quelque chose qui s'éloigne tellement des conditions normales de la vie, qu'au point de vue physiologique seul il y a lieu aux plus légitimes appréhensions, alors même que des faits malheureux ne les eussent point encore justifiées.

D'autre part, quand le malade est dans un état de collapsus bien prononcé, quelque robuste que soit la foi du chirurgien dans l'innocuité du chloroforme, il lui est bien difficile de ne pas se préoccuper par instants de l'état général de son opéré, de s'abstraire dans l'unique pensée de l'opération qu'il exécute, et de ne pas jeter de temps en temps un coup d'œil sur les progrès de l'anesthésie, surtout s'il est assisté par des aides encore peu expérimentés. Il y a donc une division d'attention généralement fâcheuse dans des actes qui réclament une préoccupation exclusive.

Nos reproches aux deux modes d'administration précédemment indiqués se résument donc ainsi : pour le premier, insignifiance; pour le second, péril que court le malade, dispersion d'attention de la part de l'opérateur.

Ce n'est pas de cette manière que nous comprenons l'emploi d'un agent aussi précieux que le chloroforme, et qui, malgré les malheurs dont il a été l'occasion, est désormais invariablement acquis à la bonne pratique chirurgicale.

Un mot seulement de ces malheurs. Relativement au prodigieux usage du moyen, on peut dire qu'ils sont excessivement rares. Seraient-ils beaucoup plus fréquents, qu'il n'est plus au pouvoir de personne d'empêcher l'emploi des anesthésiques. Les malheurs du chloroforme n'y feront pas plus renoncer que les accidents de chemin de fer n'arrêteront l'usage de ces précieux moyens de transport. Quand d'immenses et nombreux avantages sont dus à une invention, il n'est pas dans la nature de l'homme d'y renoncer en vue des quelques inconvénients qui y sont attachés.

Voici maintenant comment je procède et par quels moyens je cherche à obtenir, avant d'opérer, ce que j'appelle la *tolérance anesthésique*.

L'inhalation est commencée avec les ménagements que conseille, dans son excellent travail, M. le professeur Sédillot.

La période d'agitation survient ; je la laisse passer en continuant l'inhalation et le malade arrive à la période de collapsus.
Aussitôt que cet état commence, je suspends complétement
l'inhalation. J'attends que la respiration et le pouls se régularisent et que le sujet soit plongé dans ce sommeil paisible
qui succède chez beaucoup d'individus aux périodes initiales
de l'anesthésie. Ce sommeil avec régularité parfaite des grandes
fonctions, avec amoindrissement du nombre des pulsations,
avec équilibre complet de la respiration qui est profonde
et calme, constitue pour moi l'état de tolérance anesthésique.

Je puis affirmer, pour l'avoir expérimenté un très-grand
nombre de fois, que lorsque le malade est arrivé à cette période, il ne court aucune espèce de danger, quel que soit le
temps pendant lequel elle se prolonge. Il est à remarquer
que, dans cet état, l'insensibilité générale et la résolution musculaire se maintiennent presque au même degré que dans la
période de collapsus.

Mais au moment où la tolérance existe, la sensibilité ne
tarderait pas à renaître si l'on ne prenait pas, sous ce rapport,
des dispositions particulières.

Or, il a été reconnu que, chez les malades arrivés à cet état
de presque saturation, des quantités minimes de chloroforme,
des doses incapables d'amener aucun accident, suffisent à
entretenir l'anesthésie, sans troubler en rien l'état de tolérance où est plongée l'économie.

On a alors tous les genres de sécurité qu'on peut désirer :
1° contre les chances de douleur : insensibilité complète ;
2° contre les troubles fonctionnels graves : régularité parfaite
des fonctions.

Indépendamment de ce que le chirurgien, exempt de toute
préoccupation du côté de l'anesthésie, peut se livrer à l'exécution du manuel opératoire sans aucune inquiétude, il y

trouve encore cet avantage que sa responsabilité comme opérateur est couverte. Elle ne commence, en effet, qu'à dater de l'action chirurgicale inclusivement. Tant qu'il n'a pas commencé d'agir, il reste dans les termes généraux de la responsabilité médicale en face d'un agent universellement employé. A-t-il commencé? son opération, quelle qu'elle soit, partage avec le chloroforme la responsabilité de ce qui peut advenir. Il y a donc peut-être quelque avantage à faire du chirurgien un observateur passif et désintéressé de l'action des anesthésiques, jusqu'au moment où l'état de tolérance est parfaitement constaté.

Cet état, malheureusement, n'est pas toujours aussi facile à obtenir qu'on pourrait le croire : il est des sujets qui y sont en quelque sorte réfractaires. Il semblerait que l'on ne puisse obtenir d'eux que de l'excitation ou du collapsus, et que cet état moyen, qui constitue essentiellement la tolérance, n'existe pas pour eux. Ils commencent, comme presque tous les sujets, par l'excitation, arrivent au collapsus, mais aussitôt que celui-ci va finir, c'est pour faire place à une excitation nouvelle. Ce n'est guère que chez les enfants, chez certaines femmes ou chez des adultes très-débilités, qu'on parvient à passer de la période d'excitation à celle de tolérance, sans observer la période de collapsus.

L'emploi du chloroforme ne laisserait rien à désirer, si l'on pouvait parvenir à le débarrasser de l'état d'excitation et de l'état de collapsus, et à établir d'emblée l'état de tolérance. Cela s'observe quelquefois, mais d'une manière exceptionnelle, et le moyen qui nous a paru le plus propre à produire ce résultat avantageux, c'est la lenteur et la graduation très-ménagée de l'inhalation.

On voit, d'après ce qui vient d'être dit, que le chirurgien se donne beaucoup plus de peine quand il veut obtenir chez ses opérés l'état de tolérance ; mais s'il y parvient, il en est largement récompensé par tout le bien qui en résulte pour le succès de son opération.

L'action du chloroforme se présente donc à nous comme pouvant produire trois effets différents : l'excitation, le collapsus, la tolérance. Quelques sujets présentent la tolérance d'emblée. D'autres arrivent à la tolérance immédiatement après la période d'agitation. Le plus grand nombre n'arrive à la tolérance qu'après avoir passé par les deux autres périodes. Certains sujets enfin semblent réfractaires à la tolérance anesthésique.

CHAPITRE II.

Action antihémorrhagique du chloroforme pendant les opérations.

Il est impossible que les chirurgiens qui ont fait un grand nombre d'opérations avec le secours du chloroforme n'aient pas été frappés de la petite quantité de sang que perdent, pendant des opérations graves, quelques sujets soumis à l'action de cet anesthésique : c'est, pour ma part, une remarque que j'ai faite depuis longtemps. Sans attacher autrement d'importance à cette particularité, je n'avais pu m'empêcher de comparer l'exiguïté de ces pertes de sang à la quantité de celles qui ont lieu généralement pendant les grandes opérations faites sans le secours du chloroforme.

Réfléchissant au mécanisme en vertu duquel pouvait se produire un pareil résultat, je compris bien vite qu'un sujet chez lequel l'agitation physique et morale causée par une opération porte l'accélération du pouls à 120, devait perdre, par une artère ouverte, plus de sang que le malade qui n'a que 60 pulsations par minute. Je crus trouver dans ce fait quelque chose de très-avantageux et d'une application directe à la pratique, au point de vue des hémorrhagies qui ont lieu pendant les opérations. Ce n'était toutefois, jusque-là, qu'un simple aperçu ne reposant, il est vrai, d'une part que sur des impressions assez vagues , mais d'autre part sur ce raisonnement physiologiquement incontestable, à savoir : que le blessé qui a 120 pulsations par minute doit perdre, dans un temps donné, et toutes choses égales d'ailleurs, plus de sang que celui qui n'en a que 60.

Mais, pour tirer des conclusions, et surtout des conclusions applicables à la pratique, il fallait autre chose que des impressions et des raisonnements, quelque plausibles qu'ils fussent. Je résolus donc de soumettre à une observation spéciale, sous ce rapport, un certain nombre de malades opérés à l'hôpital Saint-Antoine. Ce sont les résultats de ces observations que je désire soumettre à l'attention des chirurgiens.

Onze sujets, dont trois amputés de la cuisse, quatre amputations du sein, une amputation de jambe, une résection totale du premier métatarsien et du premier cunéiforme, une résection de l'humérus, une de l'os maxillaire inférieur, m'ont fourni l'occasion de constater que, soit dans la période de collapsus, soit dans la période de tolérance anesthésique, les pertes de sang que comportent habituellement de pareilles opérations étaient énormément amoindries, et que, notamment chez deux sujets, l'une des femmes amputées du sein et un adulte amputé de la cuisse, l'opération s'était faite pour ainsi dire à sec. Chez ce dernier, il est vrai, la compression de la fémorale était faite avec beaucoup d'exactitude; mais ce qui nous prouva que le chloroforme entrait pour une part dans l'hémostase, c'est que, quand je prescrivis de suspendre la compression, toute la surface de la plaie, à l'exception de l'artère principale qui fournissait un jet très-modéré, ne donnait qu'une quantité de sang tellement peu considérable, qu'on fut obligé d'attendre la cessation de l'état anesthésique pour rendre possible la ligature des artères secondaires. Chez la malade amputée du sein, qui est âgée de vingt et quelques années, et qui était venue se faire opérer pour une tumeur adénoïde du sein droit, il ne s'écoula littéralement pas une cuillerée à café de sang pendant l'opération. J'eus ici le tort de ne point attendre le réveil de la malade pour procéder au pansement; et, chose bonne à remarquer, il survint une hémorrhagie qui ne se déclara qu'un certain temps après l'application du pansement et alors que la malade avait été reportée dans son lit depuis quelques heures.

Ce n'est pas seulement au point de vue de l'hémorrhagie artérielle que le chloroforme peut être considéré comme diminuant les pertes de sang, c'est encore eu égard à l'hémorrhagie veineuse. On sait, en effet, que les efforts mal contenus d'un malade qui souffre le disposent, d'une manière particulière, à l'hémorrhagie veineuse; car il est sous l'influence de deux causes qui jouent un grand rôle dans ces sortes d'hémorrhagies : d'abord une respiration imparfaite, puis des contractions musculaires énergiques. Ces deux causes, le chloroforme les éloigne, mais à cette condition qu'on ait obtenu, par lui, l'état de collapsus ou celui de tolérance anesthésique.

Si nous voulons nous rendre compte rationnellement des motifs en vertu desquels s'accomplit le phénomène qui nous occupe, il nous suffira de comparer brièvement l'état d'un malade opéré dans les conditions ordinaires, à celui d'un sujet arrivé à la période de tolérance.

Chez le premier, l'effroi de l'acte opératoire qui va s'accomplir précipite le nombre des pulsations, accroît la force d'impulsion des battements du cœur, retarde la libre arrivée du sang veineux, non-seulement par suite du trouble apporté à la respiration, mais aussi par les efforts que fait le malade, contenu avec le secours des aides. Ainsi, accroissement du nombre des pulsations, augmentation de leur intensité, stase du sang veineux, telles sont les conditions circulatoires du sujet qui subit une opération sans l'emploi des anesthésiques.

Ceux-ci ont-ils été administrés, que voyons-nous? Précisément tout le contraire : diminution dans les battements du pouls, affaiblissement de son intensité, état normal de la respiration et de la circulation veineuse.

En comparant des situations aussi opposées, il n'est pas

difficile de comprendre la différence des résultats observés sous le rapport de la tendance hémorrhagique.

Examinons maintenant quelles conséquences on peut tirer pour la pratique de ce qui vient d'être exposé. A ce titre, et comme résultat de nos observations, on pourra noter :

1º Que l'action sédative du chloroforme, pendant la période dite de tolérance, diminue chez les opérés : *a* le nombre des pulsations ; *b* la force d'impulsion des battements du cœur ; *c* la stase du sang, cause d'hémorrhagies veineuses.

2º Que la diminution des hémorrhagies, pendant la période de tolérance, peut rendre des services réels dans les cas d'opérations qui supposent l'ouverture possible d'un grand nombre de vaisseaux.

3º Que s'il est quelquefois utile, ainsi que cela a été conseillé par quelques chirurgiens, de ne faire le pansement qu'un certain temps après les opérations, cette prescription devient pour ainsi dire obligatoire après l'emploi du chloroforme, les chances d'une hémorrhagie ultérieure étant d'autant plus grandes qu'il s'est écoulé moins de sang pendant l'opération.

CHAPITRE III.

De la cyanose du sang par le chloroforme. — Remarques sur quelques effets consécutifs de l'action du chloroforme; du frisson et de la stupeur anesthésiques.

J'ai souvent remarqué, en pratiquant des opérations plus ou moins graves, et notamment des amputations de jambe et de cuisse, sur des sujets endormis par le chloroforme, que le jet sanguin sortant des artères présentait, au lieu de sa couleur vermeille et rutilante, une coloration brun foncé presque semblable à celle du sang veineux. Cette coloration prouvait évidemment que le sang n'avait pas subi, dans le poumon, une revivification ou oxygénation suffisante, et qu'il y avait dès lors un commencement d'asphyxie. Or, cela n'existe pas seulement dans des cas où le mode d'administration du chloroforme est défectueux, mais nous l'avons positivement constaté dans ceux où toutes les précautions avaient été prises pour éviter l'asphyxie. Il nous a donc fallu conclure de là que, même avec une inhalation très-bien faite, le sang des sujets soumis à l'action du chloroforme ne subissait point au degré normal les changements par suite desquels le sang devient artériel, de veineux qu'il était en arrivant au poumon.

En y regardant de plus près, nous avons vu que cet effet qualifié par nous, improprement peut-être, de *cyanose du sang*, s'observait à son plus haut degré pendant la période de collapsus, pour diminuer ensuite à mesure que la respiration reprenait son type normal. Si, pour des motifs que nous avons antérieurement déduits, nous n'eussions pas déjà considéré l'état de collapsus comme une condition fâcheuse pendant l'anesthésie, cette circonstance de la cyanose du sang, atteignant son maximum pendant la période de collapsus, eût suffi pour arrêter notre opinion à ce sujet.

Mais ce n'est pas là le point sur lequel nous insistons en ce moment. Ce que nous tenons à constater, c'est que l'inhalation du chloroforme, alors même qu'on la pratique de la manière la plus sage et la plus ménagée, s'accompagne toujours d'un certain degré d'asphyxie incomplète, attestée par un changement de couleur du sang artériel; seulement, l'altération est beaucoup plus prononcée pendant le collapsus.

Il est une expérience que nous n'avons point faite, mais qu'il ne serait pas difficile d'instituer dans certaines opérations. L'expérience consisterait à recevoir, dans des tubes-éprouvettes, des quantités suffisantes de sang lancé par les artères et recueilli aux diverses périodes de l'anesthésie. A moins que nous n'ayons été le jouet d'étranges illusions, nous oserions prédire le résultat de ces expériences et avancer que l'on trouverait de remarquables différences de coloration dans le sang des diverses éprouvettes.

Jusqu'ici, cette question a été trop peu étudiée pour qu'il nous soit possible de la traiter plus au long. Nous nous proposons de le faire. Mais provisoirement, il nous a paru que cette circonstance de la cyanose du sang, même dans les degrés peu prononcés de l'anesthésie, méritait d'être signalée aux praticiens, et, à plus forte raison, l'accroissement très-sensible de cette cyanose pendant le collapsus.

Frisson anesthésique.—Il est un certain nombre de sujets qui, après l'emploi du chloroforme, sont saisis d'un frisson, de courte durée chez quelques-uns, et qui chez d'autres peut aller en s'aggravant, se convertir enfin en un refroidissement progressif et même mortel, si le chirurgien ne lutte pas de bonne heure et très-énergiquement contre cette fâcheuse tendance. J'ai eu déjà plusieurs fois l'occasion d'appeler l'attention de mes collègues, à la Société de chirurgie, sur ce genre d'accident. La première fois que je l'ai observé, c'était sur un malade de l'hôpital Saint-Antoine, à qui j'avais pratiqué l'opération de la taille par le procédé bi-latéral avec le lithotôme de Dupuytren. Le malade avait été reporté à son lit après l'opération ; aucun accident n'avait eu lieu ; il avait parfaitement repris connaissance ; j'avais seulement recommandé à mes internes de surveiller l'état du malade. Toutefois, au moment de quitter l'hôpital après la consultation, je voulus voir encore une fois mon opéré. Je le trouvai en proie à un frisson tellement intense, déterminant une prostration si profonde, que je ne doutai pas qu'un état semblable n'eût infailliblement amené au bout d'une demi-heure, d'une heure peut-être, la perte du malade. Je m'occupai donc de rétablir la calorification par tous les moyens que j'avais à ma disposition en ce moment. Les premières tentatives ne produisirent qu'un effet peu marqué, mais en persévérant dans l'emploi des mêmes moyens, savoir : les frictions avec l'eau-de-vie camphrée chaude, les alèzes brûlantes, des bouteilles d'eau chaude aux pieds, du vin sucré à l'intérieur, je parvins à ranimer le malade, et je ne quittai l'hôpital qu'en le laissant dans des conditions rassurantes. Cet homme a parfaitement guéri.

Il ne m'est pas resté le moindre doute que si je ne fusse pas revenu auprès de cet opéré, il n'eût infailliblements uccombé. C'est pour cela que, depuis cette époque, j'ai cru devoir non-seulement appeler l'attention de mes confrères sur le genre d'écueil dont il s'agit, mais de plus je me suis imposé l'obligation de veiller toujours avec un soin particulier au rétablissement de la calorification après les inhalations du chloroforme.

STUPEUR ANESTHÉSIQUE. — Chez certains malades, l'action du chloroforme a des effets consécutifs non pas très-éloignés,

mais qui cependant ne produisent leurs conséquences défini-
vement fâcheuses qu'au bout de seize, vingt-quatre, quarante-
huit heures. Il semblerait, dans ces cas, que l'atteinte portée
aux forces vitales par le chloroforme ait été tellement profonde que le malade ne puisse pas s'en relever. Il revient, il
est vrai, de l'engourdissement anesthésique primitif, mais il
reste dans un état de demi-stupeur et de prostration tel qu'il
succombe dans les courts délais que nous venons d'indiquer,
sans qu'on puisse invoquer la circonstance d'une hémorrhagie ou d'une pénétration d'air dans le système veineux, rien,
en un mot, qui puisse rendre compte de la mort, si l'on n'at-
tribue pas une certaine part au chloroforme dans la terminaison fatale. La seule circonstance qui, dans les cas dont nous
venons de parler, pourrait être invoquée comme cause de mort
en dehors de l'action du chloroforme, ce serait cet épuise-
ment de la force nerveuse, signalé, dans le temps, par Dupuytren, mais qui restera toujours quelque chose de très-
vague, de très-mystérieux et de très-contestable.

Les cas dans lesquels nous avons observé ce que nous ap-
pellerions des morts consécutives, espèce d'empoisonnement
lent par le chloroforme, se rapportent à des opérations faites
chez des vieillards ou chez des sujets profondément débilités.
C'était aussi à la suite de ces opérations que nous appelons
sidérantes pour indiquer à quel degré elles agissent sur l'état
général des forces et sur l'économie tout entière ; par exemple,
des opérations de hernie étranglée, des ablations de tumeurs
considérables chez des vieillards, chez des malades épuisés,
chez des sujets atteints de plaies d'armes à feu.

Le nombre encore très-peu considérable de ces faits, leur
interprétation contestable, la coïncidence de l'emploi du chloroforme avec une opération très-grave par elle-même, nous
imposent une grande réserve et ne nous permettent point
encore de conclure. Ce sont donc seulement des doutes, des

présomptions que nous soumettons au contrôle des praticiens ;
mais nous avons cru devoir le faire dès à présent, afin d'é-
veiller leur attention sur une cause de mort d'autant plus re-
doutable, qu'elle resterait plus inaperçue. Jusqu'à un plus
ample informé, nous nous bornerons donc à parler de la simple
possibilité d'un empoisonnement lent ou consécutif par le
chloroforme.

CHAPITRE IV.

Du chloroforme pendant la grossesse et pendant l'allaitement.

Il était fort à craindre que le trouble profond déterminé dans l'économie par l'action du chloroforme n'eût un retentissement fâcheux sur l'état du fœtus contenu dans le sein de sa mère pendant la grossesse, ou sur l'état de l'enfant allaité par une nourrice à laquelle on aurait fait respirer le chloroforme. Des faits de cette double espèce, et dont nous avons été témoins, nous permettent, quoique peu nombreux, sinon de résoudre la question, du moins de la poser de manière à provoquer peut-être de la part des accoucheurs quelques renseignements d'une grande importance. Nous dirons d'abord quelques mots de l'anesthésie pendant la grossesse, nous nous occuperons ensuite de l'anesthésie pendant l'allaitement.

La première fois qu'il nous soit arrivé de provoquer l'anesthésie pendant la grossesse, c'était chez une malade de l'hôpital Saint-Antoine, arrivée au cinquième mois de la gestation, et chez laquelle il s'agissait de détruire d'énormes végétations occupant les grandes lèvres. L'observation de cette malade nous paraît offrir assez d'intérêt pour que nous la rapportions ici complétement.

Végétations énormes de la vulve. — Grossesse de cinq mois. — Nombreuses tentatives pour détruire les végétations. —Ligatures multiples. — Guérison. — Trois inhalations de chloroforme à quelques jours de distance.

Kirsch (Sophie), âgée de vingt ans, blanchisseuse ; bonne constitution. Cette fille fait remonter l'origine de ses végétations au début de sa grossesse. Dans le principe, elle s'aperçut de l'existence, à la face interne des grandes lèvres, de deux petits boutons qui prirent du développement. La vaginite dont elle est encore atteinte aujourd'hui remonte évidemment à la même époque.

Lors de l'entrée de cette malade à l'hôpital, voici quel est son état :

Des végétations très-volumineuses couvrent toute la surface de la vulve, s'étendant depuis l'anus jusqu'au pubis. Ces végétations, quoique très-condensées à leur surface libre, forment des groupes distincts et pédiculés ; elles sécrètent une sanie dont l'odeur est particulière, et s'accompagnent d'un érythème occupant la face interne des cuisses, de manière à rendre la marche tout à fait impossible. Bains, lotions émollientes.

Quoique l'état de cette femme n'eût rien d'immédiatement urgent, et que sa grossesse parût marcher heureusement, puisqu'elle sentait d'une manière déjà distincte les mouvements du fœtus, nous jugeâmes que la nécessité de garder le lit jusqu'à l'époque de ses couches, le développement monstrueux que ne pouvaient manquer de prendre jusqu'à cette époque des végétations déjà si considérables, l'influence que pouvait exercer sur la santé générale de la femme et sur l'état de l'enfant un foyer continu et abondant de matières sanieuses, les chances d'hémorrhagie auxquelles devait donner lieu, plus tard, un développement vasculaire pareil à celui que nous avions sous les yeux, nous imposaient le devoir de ne point rester spectateur passif des accidents qui pouvaient survenir.

Je résolus donc d'intervenir.

Mais, ici, de grandes difficultés pratiques se présentaient et me faisaient comprendre combien il serait avantageux de trouver, dans quelque travail spécial, des règles de conduite bien tracées sur la manière de détruire sans danger les végétations très-volumineuses chez les femmes enceintes. Je craignais, d'une part, l'hémorrhagie, à cause de la turgescence vasculaire des organes de la génération pendant la grossesse ; d'autre part, l'avortement par suite des douleurs et des accidents de diverse nature auxquels pouvaient donner lieu les opérations qu'il s'agissait d'entreprendre.

Ce sont ces craintes qui expliqueront les tâtonnements par lesquels il nous a fallu passer, et dont il nous reste à rendre compte.

J'avais par devers moi des preuves nombreuses et concluantes de la puissance de l'acide acétique pour la destruction des verrues, et me guidant sur une analogie de texture qui, du reste, est loin d'être démontrée, je pensai qu'on obtiendrait peut-être de l'emploi de cet agent des résultats d'autant plus heureux, que l'acide acétique, du moins dans la destruction des verrues, respecte les tissus qui leur servent de support et attaque la production anormale par une sorte d'affinité élective telle, que cette production est seule frappée, tandis que tout son entourage reste intact.

Je commençai donc, le 29 septembre 1849, à pratiquer deux fois par jour l'attouchement des végétations avec un pinceau chargé d'acide acétique concentré. Dans l'intervalle des deux applications, on maintient sur la tumeur des compresses imbibées de vinaigre.

30 *septembre*. L'action de l'acide acétique est très-douloureuse. La malade a été privée de sommeil toute la nuit. On ne peut obtenir de calme que par les opiacés à haute dose.

1er *octobre*. Nouvelles applications d'acide toujours douloureuses. L'acide paraît agir d'une manière efficace sur les végétations, les flétrit, les noircit, et détermine une escarre qui n'est que superficielle. Bain.

8 *octobre*. Les applications d'acide et de compresses vi-

naigrées sont continuées avec persévérance. Douleurs continues, malaise général, coliques utérines. Toutes les dix minutes, la malade sent, dit-elle, son ventre se durcir. Il y a imminence de fausse couche.

Lavement avec vingt gouttes de laudanum. Les tranchées se calment. La malade a reposé.

9 *octobre*. Nous sommes bien convaincu désormais, non-seulement des dangers que la persistance dans une pareille médication peut entraîner, mais aussi de l'impuissance définitive de l'acide acétique pour la destruction de la tumeur qui, en somme, paraît rester stationnaire.

12 *octobre*. Après avoir recouvert la tumeur avec le mélange réfrigérant du docteur Arnott, afin de modérer à la fois l'écoulement sanguin et la vivacité des douleurs, je pratique la cautérisation au moyen d'une forte application de pâte de Vienne. L'anesthésie produite par la glace n'est que momentanée et l'application du caustique est très-douloureuse. Il est à remarquer que ce genre d'anesthésie locale n'atteint les tissus que dans leurs couches les plus superficielles.

Le 13, nouvelle application du mélange Arnott, qui détermine des douleurs dans la fosse iliaque gauche. Cautérisation à la pâte de Vienne, insensible d'abord, bientôt douloureuse.

Le 16, obligé par la force des choses de renoncer aux moyens précédemment décrits ; considérant, d'autre part, que la configuration de la tumeur en pédicules multiples, mais bien distincts, indiquait, en quelque sorte tout naturellement, l'emploi de la ligature, je me décidai à mettre en usage ce moyen de traitement. Mais une pareille application, sur une grande échelle, devant produire une somme de douleur dont je redoutais l'effet sur une malade rendue irritable et nerveuse par les tentatives précédentes, me conduisit à user du chloroforme.

Je fis donc pratiquer l'inhalation, et en une seule séance

j'appliquai douze ligatures, de manière à cerner à peu près tous les pédicules de la tumeur.

Un quart d'heure environ après l'opération, la malade accuse de vives douleurs dont elle ne peut cependant pas rendre exactement compte. Malaise général : agitation, changement incessant de position ; finalement, attaques d'hystérie qui durent deux heures.

Malgré l'administration de cinq centigrammes d'opium et l'application de compresses imbibées de laudanum sur la vulve, le malaise général et les douleurs vulvaires persistent toute la journée. Elles ne se calment que vers le soir, après une nouvelle dose d'opium.

L 17, bain.

Le 21, les ligatures sont toutes tombées. La tumeur a diminué des trois quarts environ.

Le 22, bain.

Le 23, malgré tout le soin qu'on avait mis à comprendre en une première application le plus grand nombre possible de pédicules, il en est plusieurs qui ont échappé aux douze ligatures. Une nouvelle application est exécutée après assoupissement de la malade par le chloroforme. Au réveil, nouvelles douleurs aussi violentes que lors de la première application. Attaque d'hystérie. Extrait gommeux thébaïque, dix centigrammes.

Le 26, *coliques utérines*. Le ventre se *durcit toutes les sept à huit minutes*. Douleurs lombaires, pouls fréquent, face rouge, céphalalgie. Lavement avec vingt gouttes de laudanum.

Le 27, la céphalalgie continue. Les tranchées utérines ont cessé à la suite du lavement. Toutes les végétations qui ont été liées sont tombées. L'état de la malade s'oppose à une nouvelle application de ligatures. Du reste, les mouvements de l'enfant sont nettement perçus.

Le 28, les accidents étant calmés, et quelques pédicules ayant encore échappé, une troisième et dernière application de ligatures, au nombre de cinq, est pratiquée après avoir obtenu l'état anesthésique. Cette fois la malade a beaucoup moins souffert à la suite de l'opération.

Le 31, la malade est parfaitement bien. Les mouvements de l'enfant sont bien perceptibles et n'offrent rien d'anormal. La vulve est complétement débarrassée des végétations. Il n'y a plus de douleurs. La marche est facile et nullement douloureuse. La vaginite n'est pas guérie, mais elle a considérablement diminué.

Cette malade est restée à peu près un mois à l'hôpital après sa dernière opération. Aucun accident n'est survenu. Elle est sortie pour reprendre ses travaux, et nous nous sommes assuré, avant son départ, que la grossesse continuait son cours normal.

Ainsi chez cette femme, arrivée au cinquième mois de la grossesse, trois opérations accompagnées de l'emploi du chloroforme, et suivies néanmoins de douleurs très-vives, ont été faites à des intervalles assez courts. Nous avons dû nous demander si les attaques d'hystérie et les tranchées utérines qui avaient eu lieu après les deux premières opérations dépendaient du chloroforme ou de l'opération elle-même. Pour les attaques d'hystérie qui ont succédé presque immédiatement à l'emploi du chloroforme, il nous a paru rationnel de les attribuer à l'emploi de ce moyen. Quant aux tranchées utérines, si l'on veut bien prendre note qu'elles n'ont paru que le troisième jour après l'opération du 23, c'est-à-dire le 26 octobre, on comprendra que nous croyions devoir les attribuer plutôt encore aux suites de l'opération et aux douleurs vulvaires, qu'à l'action du chloroforme. D'autant mieux que, dans une autre observation dont il nous reste à parler et qui n'eut aucune suite douloureuse, l'emploi du chloroforme n'a déterminé absolument aucune contraction utérine.

Voici un résumé très-court de cette observation :

Grapinet (Apolline), dix-huit ans, enceinte de cinq mois, entre à l'hôpital Saint-Antoine le 11 février 1853, pour un abcès situé au sein gauche et qui date d'à peu près trois semaines. Afin de soumettre cette malade à la méthode de traitement que nous avons instituée pour la presque généralité des abcès, méthode qui consiste à les laver avec soin et à les réunir par première intention, on lui fait respirer le chloroforme avant d'opérer.

La réunion primitive a échoué, comme cela s'observe assez souvent dans les abcès du sein. Mais cette malade a été suivie même après qu'elle a eu quitté l'hôpital, et nous savons très-positivement que sa grossesse n'a subi aucune entrave.

De ce que, dans les deux observations qui précèdent, le chloroforme n'a exercé aucune influence fâcheuse sur la grossesse, nous serions loin de conclure que cet agent puisse être employé toujours impunément chez les femmes enceintes. Nous pensons, au contraire, que malgré l'innocuité qu'il a eue entre nos mains dans ce cas, on ne doit pas recourir légèrement et sans motifs sérieux à l'anesthésie pendant la grossesse. Mais enfin, nous avons bien dû, puisque nous étions conduit à traiter des avantages aussi bien que des inconvénients du chloroforme, faire connaître le résultat de notre expérience sur ce sujet. Nous avons cru pouvoir, par là, poser quelques prémisses utiles dans la condition de grossesse, où certaines circonstances peuvent engager le praticien à se demander s'il doit accorder ou refuser d'une manière absolue le secours du chloroforme à ses malades.

Nous n'avons plus qu'à dire quelque chose du chloroforme pendant l'allaitement.

Peut-on faire respirer le chloroforme à une nourrice ?

Quelle influence l'anesthésie peut-elle avoir sur le nourrisson?

Cette double question, qu'il serait si important de résoudre par une série d'observations bien faites, s'est présentée à nous bien des fois, parce que notre traitement pour les abcès du sein (lavage suivi d'occlusion), ne pouvant être appliqué sans déterminer des douleurs assez vives, nous avons eu recours à l'emploi du chloroforme chez un assez grand nombre de nourrices, soit à l'hôpital Saint-Antoine, soit dans la ville. Chez aucune d'elles nous n'avons observé d'accidents, et les nourrissons ne nous ont pas paru en ressentir une influence fâcheuse ; toutefois, dans un cas, l'enfant allaité par une femme à laquelle nous avions fait respirer le chloroforme, a été pris d'un assoupissement auquel cet agent ne nous a pas paru étranger. Nous avons donc pensé que, tout en avançant d'une manière générale que l'allaitement n'était pas une contre-indication à l'emploi du chloroforme, il était de notre devoir de ne pas laisser ignorer que, dans certains cas, le nourrisson pouvait recevoir du fait de l'anesthésie un contre-coup dont il convient de tenir compte.

Voici de quoi il s'agit :

Une femme se présente à la consultation de l'hôpital Saint-Antoine, avec un enfant de quelques mois, dont elle est la mère et qu'elle allaite. Elle souffre d'un abcès volumineux du sein droit. Elle est reçue à la salle des nourrices, dans le service de notre honorable collègue M. Boulay. Comme la méthode du lavage est assez douloureuse dans les abcès du sein, on fait respirer le chloroforme. Revenue à elle depuis quelque temps et toute trace de l'anesthésie étant dissipée, cette femme donne à téter à son enfant du côté qui n'a pas été opéré. Le nourrisson est pris d'un assoupissement qui est remarqué par les parents de la malade venus pour la voir, le jour même de l'opération. Cet assoupissement est accompagné de pâleur. Il ne se dissipe qu'au bout de quelques heures.

Nous disons que, malgré l'absence complète de suites fâcheuses dans ce cas, il y a lieu du moins à établir ce précepte : que quand une nourrice a été soumise à l'action du chloroforme, elle ne doit pas donner le sein à l'enfant avant qu'il ne se soit écoulé quelques heures, trois heures au moins, quatre ou cinq peut-être.

Voici, du reste, les détails de l'observation :

Froment (Jeanne), charbonnière, âgée de vingt-neuf ans, rue Lenoir, n° 9, entre le 8 octobre 1852 à l'hôpital Saint-Antoine, n° 3 de la salle Saint-Paul.

Il y a trois semaines, la malade, qui accoucha il y a quatre mois, a commencé à ressentir dans le sein droit des douleurs dépendant d'une inflammation qui a été suivie d'un vaste abcès accompagné de tuméfaction considérable du sein, avec rougeur et amincissement de la peau, au côté interne du mamelon.

10 *octobre*. Evacuation de l'abcès par une incision de deux centimètres de longueur. Lavage abondant. Occlusion. Il est à noter que, jusqu'à ce jour, cette femme a donné à téter aussi bien du sein malade que de l'autre. L'abcès siége évidemment dans le parenchyme de la glande, car le pus qui s'écoule est sensiblement mélangé de stries laiteuses.

11 *octobre*. Nous apprenons que la malade, revenue de son assoupissement, a présenté le sein à l'enfant au bout de deux heures, et que, quelque temps après, celui-ci a été pris d'un assoupissement qui s'est prolongé une grande partie de la journée, s'accompagnant d'une pâleur qui a paru, ainsi que ce sommeil, tout à fait inaccoutumée au père de l'enfant qui est venu voir sa femme dans la journée. Ce matin, nous ne trouvons rien d'anormal chez cet enfant. Il n'y a eu, dans la journée d'hier, aucun phénomène particulier du côté des organes digestifs.

Nous devons faire remarquer que toutes les personnes qui

ont observé l'enfant dans la journée du 10, après qu'il eut pris le sein, se sont accordées à dire qu'il était devenu très-pâle, et que son sommeil avait été beaucoup plus long et plus profond.

Quant à la mère : le matin du 11, le sein, qui était la veille excessivement douloureux , n'est nullement sensible à la pression, même assez forte, que nous exerçons. C'est un résultat constant de la méthode du lavage suivi d'occlusion. Il n'en est pas de même de la réunion primitive : elle échoue souvent dans les abcès laiteux du sein. Aussitôt que la non-réussite est constatée, nous plaçons une canule de caoutchouc en Y. On fait des injections tous les jours. La durée de la maladie et ses complications sont par là singulièrement amoindries.

CHAPITRE V.

Moyens d'éviter les dangers du chloroforme pendant les opérations qui se pratiquent sur le fond de la gorge.

L'état anesthésique pendant les opérations douloureuses est pour les malades un bienfait tel, que toutes les fois qu'on peut, sans les exposer à aucun danger, user de ce précieux moyen, c'est un devoir d'humanité et de bonne chirurgie que de le faire. Si, au contraire, c'est au prix de dangers réels qu'on épargne la douleur, il y a application inintelligente des anesthésiques.

C'est sur cette considération, selon nous très-puissante, qu'ont dû se fonder plusieurs praticiens recommandables pour bannir l'emploi du chloroforme dans certaines opérations et en particulier dans celles qui se pratiquent au fond de la gorge. La pensée de revenir sur cette exclusion ne nous serait pas venue, si nous n'eussions eu à présenter une combinaison au moyen de laquelle on peut parer à des dangers justement redoutés. Tel est l'objet de cette note.

Ainsi, pour nous, la question reste posée en ces termes : *Les opérations sanglantes du fond de la gorge comportent-elles l'usage du chloroforme employé sans précautions spéciales?* La réponse doit être : non. Ces mêmes opérations peuvent-elles admettre l'emploi du chloroforme avec les précautions que nous allons indiquer? Il ne nous siérait pas de décider la question dès à présent. Mais si, après avoir exposé les résultats de notre expérience à ce sujet et les considérations qui ont inspiré nos recherches, nous faisons partager notre conviction à ceux qui voudront bien parcourir ces lignes, nous serons heureux de leur voir déduire eux-mêmes la conclusion affirmative que nous ne formulons pas encore.

On sait quelles graves objections ont été élevées par nos maîtres, par nos collègues et par nous-même (*voy*. Comptes rendus de la Société de chirurgie) contre l'anesthésie pendant les opérations sanglantes pratiquées sur le fond de la gorge. L'asphyxie par la pénétration du sang dans les bronches, chez un sujet dont la spontanéité est enchaînée, disons plus, en grande partie éteinte par le chloroforme ; des hémorrhagies graves par déglutition involontaire du liquide sanguin pendant l'état de demi-sommeil et d'engourdissement qui succède à la période de collapsus ; tels sont les premiers obstacles qui se présentent à la pensée. Une autre circonstance, la facilité avec laquelle l'attouchement du fond de la gorge fait cesser l'anesthésie, puisque, suivant la remarque de notre judicieux confrère, M. Monod, c'est un des meilleurs moyens de réveiller la spontanéité chez les sujets trop fortement engourdis par les anesthésiques ; cette circonstance jointe à ce qu'on est forcé, par la nature même de l'opération, de diminuer de moitié la voie d'inhalation, attendu que, du moment qu'on fait ouvrir la bouche du malade pour opérer, l'air y pénètre sans mélange et prépare ainsi la terminaison de l'anesthésie; tout cela constitue un ensemble de contre-indications à l'emploi du chloroforme dans ces sortes d'opérations.

Et encore n'est-ce pas tout. En effet, la position horizontale, qui est commandée par la prudence, mais qui a l'inconvénient de rendre plus difficile le manuel des opérations exécutées au fond de la gorge, vient encore s'ajouter comme contre-indication nouvelle à celles que nous avons mentionnées.

On voit, par ce préliminaire, que nous ne cherchons à pallier aucun des motifs qui, pour beaucoup de chirurgiens habiles, tendent à faire écarter, des opérations qui nous occupent, le secours des anesthésiques.

Si des généralités nous descendons aux applications particulières, nous voyons qu'en ce qui concerne l'ablation des
amygdales, il y a encore de nombreux motifs de s'abstenir.
D'abord, pour l'ablation simultanée, il y a désormais dans
cette opération si peu de douleurs et d'angoisses, tant de
promptitude et de sûreté dans l'exécution, qu'on ne voit vraiment pas de raisons suffisantes pour s'évertuer à chercher les
moyens d'appliquer le chloroforme en pareil cas.

Mais toutes ces raisons, que le praticien sait comprendre,
ne sont pas, ne peuvent pas être appréciées par certains malades que la seule idée d'une opération met hors d'eux-
mêmes, et qui préfèrent encourir toutes les conséquences
d'une abstention plutôt que d'envisager de sang froid une
douleur courte, passagère, mais dont ils ne veulent pas en-
tendre parler, du moment qu'elle est occasionnée par les
instruments du chirurgien.

Faut-il cependant abandonner ce genre de malades méti-
culeux à toutes les conséquences de leur pusillanimité ? Ne
vaut-il pas mieux chercher les combinaisons au moyen des-
quelles on fera tomber leur dernière objection, en les admet-
tant au bénéfice de l'anesthésie, dépouillée des inconvénients
et des dangers qu'elle présente dans certains cas? La conscience générale a déjà répondu. Quant à nous, voici ce que
nous avons fait dans cette voie, voici sur quoi repose le
plan que nous avons adopté et quel a été notre point de
départ. Ce sera, si l'on veut, la donnée logique du problème
à résoudre.

Il s'agit de l'ablation des amygdales que nous choisissons
pour exemple, précisément à cause de la fréquence de cette
opération et de sa fréquence chez de jeunes sujets mieux dis-
posés par leur âge à l'indication des anesthésiques, non-seulement à cause de l'effroi que leur inspire l'idée de toute opération, mais encore et principalement en raison de la facilité

avec laquelle on détermine chez eux l'état d'assoupissement par le chloroforme.

Si, pendant l'état anesthésique, on peut parvenir, disions-nous, à installer deux amygdalotômes, un sur chaque amygdale, à traverser tout d'abord chacune d'elles avec la petite fourche de l'instrument, ce qui produit à peine quelques gouttes de sang ; puis, que dans cet état de choses on attende le moment où quelques manifestations spontanées indiquent un réveil très-prochain, on pourrait, en faisant alors la section simultanée avec la rapidité d'exécution propre à ce *modus faciendi*, enlever les deux amygdales avant le retour des perceptions douloureuses, et cependant à un moment où déjà le malade est en position d'expulser le sang qui tombe dans la gorge. Il faut se rappeler que la tendance à expulser de la cavité buccale les corps liquides est, pour ainsi dire, une des aptitudes que développe le chloroforme ; car il n'est presque pas de sujets qui, sous l'influence de cet agent, ne se livrent à une sputation quelquefois très-désobligeante pour ceux qui les entourent. A quoi il faut ajouter que le malade, étant couché horizontalement ou dans une demi-obliquité, serait incliné sur le côté droit immédiatement après la section des amygdales, dans l'attitude que prennent spontanément les malades tellement affaiblis qu'ils ne peuvent s'asseoir pour vomir, dans la position conseillée pour les asphyxiés par submersion, en vue de faciliter chez eux l'expulsion des liquides.

Voilà ce qui a été réalisé de point en point chez un malade de l'hôpital Saint-Antoine, opéré le 23 octobre 1852.

Avant de faire cette opération, nous avions regardé comme indispensables quelques études préliminaires à l'effet de décider : 1° le meilleur mode de dilatation de la bouche pour la mise en position des instruments ; 2° la question de savoir si la dilatabilité naturelle des parties permettrait le placement simultané d'un dilatateur et des deux amygdalotômes.

En ce qui touche la première question, nous dirons que, depuis longtemps déjà, nous avons imaginé et fait construire par un habile fabricant, M. Mathieu, deux dilatateurs de la bouche, l'un que nous appelons dilatateur *annulaire*, l'autre dilatateur en T. Ces deux instruments nous rendent des services journaliers et sont déjà adoptés par quelques-uns de nos plus habiles collègues des hôpitaux.

Chacun de ces instruments est formé d'une large spatule, comme base de l'instrument, et d'une pièce qui, par un mécanisme rapide, s'élève tout d'un coup à la surface convexe de la spatule.

L'idée de la spatule buccale est imitée de cette foule d'instruments qui, sous le nom de *speculum oris*, sont connus et employés dans la pratique de temps immémorial. La seule modification que nous ayons fait subir à cette spatule consiste en une échancrure substituée à la pointe, plus ou moins aiguë, par laquelle se termine l'instrument. Nous avions remarqué que, pour peu que les spatules fussent engagées un peu profondément à la base de la langue, le repli médian glosso-épiglottique était froissé douloureusement au point de susciter, chez certains malades, une très-vive résistance. Il a donc fallu remédier à cet inconvénient par la présence d'une échancrure transversale médiane.

Ces deux dilatateurs se prêtent merveilleusement à l'ablation des amygdales, quel que soit le procédé que l'on emploie, pourvu qu'on ait soin d'approprier tel dilatateur à tel procédé ; car le même ne saurait convenir à tous les cas. Le dilatateur *annulaire* est celui que nous employons quand nous faisons l'ablation avec le bistouri. Il serait tout à fait incompatible avec l'emploi de l'instrument de Fanestock, et, surtout, de deux de ces instruments à la fois, ainsi que l'exige l'ablation simultanée.

Le dilatateur en T, au contraire, permet et même facilite

le placement simultané des deux amygdalotômes, attendu que le double espace qu'il laisse sur les parties latérales de sa tige ouvre une voie facile à l'introduction de chacun des deux instruments.

C'est, en effet, par ce dernier procédé que fut opérée une jeune fille de onze ans, venue à la consultation de l'hôpital, et chez laquelle nous avons fait tenir simultanément dans la cavité buccale, non-seulement les deux amygdalotômes d'adulte placés un sur chaque amygdale, mais encore le dilatateur en T. Si l'on considère que, sans violence, sans diduction exagérée, deux amygdalotômes de 0,036 millim. de diamètre aux anneaux, et un speculum en T ont pu fonctionner chez un enfant de onze ans, on comprendra que nous ne fussions pas embarrassé de ce qui arriverait chez l'adulte. Nous devons, d'ailleurs, faire observer que ces trois instruments n'ont été maintenus ensemble que dans le but de déterminer, à titre de criterium, la limite de la dilatabilité buccale. En effet, si pour placer le premier amygdalotôme, le dilatateur est quelquefois indispensable, il cesse de l'être aussitôt que l'un des amygdalotômes est placé, la présence de celui-ci étant un auxiliaire très-suffisant pour placer le second.

Eu égard aux avantages du dilatateur comme moyen préparatoire, il faut noter que certains enfants opposent une résistance tellement désespérée, qu'ils saisissent en quelque sorte à belles dents l'anneau et la fourchette de l'amygdalotôme ; ce qui peut avoir des inconvénients de plus d'un genre, et, entre autres, la fracture ou l'éclat de l'émail des dents. Avec le dilatateur qui, à peine introduit, se développe par une force irrésistible, de pareils inconvénients ne sont pas à redouter.

Voici l'observation de la jeune fille qui a été opérée sans le secours des anesthésiques, observation que nous rapportons ici comme spécimen de ce que l'on peut attendre de la dilatation buccale, et comme exemple de la présence simultanée d'instruments multiples et d'un certain volume dans le fond de la bouche.

1re OBSERVATION. — *Ablation simultanée, avec emploi du speculum à tige, conservé en position jusqu'au placement des deux amygdalotômes inclusivement.*

Bordillon (Louise-Émilie), onze ans, est amenée à la consultation de l'hôpital Saint-Antoine le 30 septembre 1852.

Cette jeune fille, qui est atteinte d'ypertrophie chronique des amygdales, offre, depuis huit à dix jours, une angine tonsillaire à l'état aigu, et compliquée d'abcès de l'amygdale droite.

Elle devra revenir le lendemain pour subir l'ablation des amygdales, après que ses parents auront été prévenus. C'était le 29, elle revient le 30. L'abcès s'est ouvert spontanément pendant la nuit. Ce matin, il y a du soulagement ; toutefois, comme l'hypertrophie est ancienne et la récidive des angines fréquente, on se décide à opérer. On se propose d'enlever non-seulement l'amygdale gauche, mais encore celle qui vient d'être le siége de l'abcès ouvert pendant la nuit.

Voici comment je procède : J'introduis d'abord le speculum à tige ; puis, ce speculum étant confié à un aide, je place un des amygdalotômes sur l'amygdale droite, un autre sur l'amygdale gauche, le speculum restant en place pendant tout le temps qu'exige cette double introduction ; aussitôt qu'elle a eu lieu, je retire le speculum, et je fais la section simultanée.

L'amygdale droite est enlevée sous forme de lambeau déchiqueté ; la gauche, par énucléation, c'est-à-dire complétement. Elle est dure au toucher, d'un volume assez considérable, et offre à son sommet une petite élévation blanchâtre ; à sa face interne existent neuf ouvertures qui conduisent dans des cellules de capacité variable. En coupant cette amygdale dans plusieurs sens, on trouve, répandue dans toute sa substance, une quantité considérable de mucus sans foyer principal. Il y a un peu de tissu fibreux.

Cette enfant est revenue à la consultation le lendemain et les jours suivants ; elle est parfaitement bien, et n'a éprouvé aucun accident.

Cette observation constituait un précédent d'une certaine valeur pour l'application projetée du chloroforme pendant l'ablation des amygdales. Elle nous prouvait, en effet, que nous pourrions facilement placer les anneaux des amygdalotômes pendant que le dilatateur, confié à un aide, maintiendrait, à un degré suffisant, l'ouverture de la bouche. Ce premier fait étant acquis, voici comment nous avons procédé quelques jours après :

2ᵉ OBSERVATION. — Le malade, qui est âgé de vingt et quelques années, fut conduit à la salle d'opérations, se coucha sur le lit, et fut assoupi au moyen du chloroforme. Celui-ci était administré au moyen d'une compresse. Je fais découvrir la bouche, tout en continuant l'inhalation nasale ; glissant alors le dilatateur entre les arcades dentaires, je le déploie et je le fais tenir par la main d'un aide ; je place un des amygdalotômes. N'éprouvant aucune difficulté dans cette manœuvre, je fais retirer le speculum, et je place le second amygdalotôme aussi facilement que le premier, en ayant soin, pour l'un comme pour l'autre, de pousser la petite fourche à trois branches qui doit s'implanter dans l'amygdale. Cela fait, toute inhalation est immédiatement suspendue ; on commence à réveiller le malade, et aussitôt qu'à des signes non douteux on s'aperçoit que la connaissance revient, la section s'accomplit en un instant, et le malade est incliné latéralement dans l'attitude qui a été indiquée. Le sang qui s'écoule prend son cours au dehors ; il n'y a ni effort de toux, ce qui atteste que pas une goutte de sang n'a pénétré dans les voies aériennes, ni déglutition involontaire du sang dans l'estomac.

Aucun accident n'a signalé les suites de cette opération qui prouve, suivant nous, que moyennant des précautions faciles à prendre, on pourra, sans aucun danger, faire participer aux avantages de l'anesthésie, les malades qu'on doit soumettre à l'ablation des amygdales. Il n'est pas douteux non plus qu'il ne soit fait, d'ici à peu de temps, d'autres applications de ce principe du *demi-réveil*, immédiatement avant l'action directe de l'instrument tranchant, dans les opérations sur la gorge, la langue et les cavités nasale, buccale et pharyngienne. Ces jours derniers, nous avons agi de la même manière et avec un plein succès chez un homme de cinquante-deux ans, à qui nous avons pratiqué l'amputation de la langue.

Depuis la sortie du malade soumis à l'ablation simultanée, nous l'avons revu à la consultation : aucune suite fâcheuse n'a eu lieu.

Lors de la communication que j'ai faite à la Société du deuxième arrondissement de ce nouveau mode d'application du chloroforme, plusieurs membres de cette Société ont fait connaître des faits propres à me confirmer dans la voie que j'indique : les uns, en prouvant que le secours des anesthésiques pouvait être impérieusement réclamé pour l'ablation des amygdales ; les autres, en établissant qu'on avait pu y recourir sans suites fâcheuses, même en l'absence des précautions que je conseille, et en suivant un *modus faciendi* que je suis tout le premier à considérer comme dangereux.

3e OBSERVATION. — M. le docteur Laguerre avait dans sa clientèle une jeune fille âgée de cinq ans, atteinte d'hypertrophie des amygdales à un degré tellement considérable, que cette affection était devenue la cause des accidents les plus fâcheux. L'enfant éprouvait fréquemment des menaces de suffocation ; elle dépérissait d'une manière sensible. Douze à quinze fois chaque nuit, on était obligé de la changer de position afin d'éviter une espèce d'étouffement. L'opération était d'une nécessité absolue et urgente ; mais autant l'indication était manifeste, autant la résistance de l'enfant était opiniâtre. Le docteur Laguerre, comprenant combien cette situation était difficile, eut recours à l'emploi de l'éther, et dès qu'il eut obtenu un commencement de somnolence, il parvint, à la faveur du relâchement de la mâchoire inférieure, à placer un instrument de Fanestock, et à enlever avec promptitude l'une des amygdales. Ne croyant pas que, dans l'état d'anesthésie commençante où se trouvait l'enfant, il fût prudent de passer outre, il se contenta de ce premier résultat, qu'il considérait d'ailleurs comme suffisant pour parer à l'urgence de la situation.

Dans la même séance, notre honorable collègue, M. Demarquay, nous a également donné connaissance d'un fait d'ablation d'amygdales dans lequel Blandin avait, lui aussi, eu recours à l'éther, sans accidents fâcheux.

4ᵉ OBSERVATION. — Une jeune fille avait une énorme hypertrophie des amygdales. Leur ablation fut jugée indispensable ; mais la jeune fille opposait une telle résistance , que M. le professeur Roux , malgré sa grande habileté chirurgicale , éprouva des difficultés insurmontables. Blandin fit alors une seconde tentative, mais avec le secours de l'éther. La jeune fille fut éthérisée étant assise. Dès que l'assoupissement eut été obtenu, il parvint à enlever une des amygdales, ce qu'il exécuta avec le bistouri, et d'une manière fort habile. M. Demarquay, qui, placé derrière la malade, lui tenait la tête , l'inclina fortement en avant pour déterminer l'expulsion du sang ; puis, l'ayant relevée au bout de quelques instants, la seconde amygdale fut enlevée comme la première. Aucun accident fâcheux ne signala les suites de cette opération.

Aujourd'hui, et après les évenements déplorables auxquels a donné lieu, dans certains cas, l'emploi du chloroforme, nous serions loin de conseiller un pareil mode opératoire, nous dirons plus, il nous paraîtrait souverainement imprudent. Employer le chloroforme chez un malade dans la position assise, et pour une opération de ce genre, sous la triple imminence d'une syncope, d'une asphyxie et d'une hémorrhagie à l'intérieur, ce serait affronter des dangers que nous nous attachons, au contraire, à écarter par les précautions minutieuses qui ont fait l'objet de nos recherches assidues. Aussi, nous n'hésitons pas à proscrire, dans les opérations sur le fond de la gorge, l'anesthésie commençante et encore plus l'anesthésie dans la période de collapsus : ce n'est qu'au moment même où elle va cesser et où l'on pourra compter sûrement sur la spontanéité du malade, que nous admettons son emploi dans ce cas particulier.

CHAPITRE VI.

Recherches sur l'anesthésie oculaire.

Le travail dont je donne ici un extrait a pour objet de soumettre à mes confrères le résultat de quelques études faites sur les effets de l'anesthésie sur l'appareil de la vision.

Aussitôt que l'on a été en possession d'un agent aussi puissant que l'est le chloroforme, comme moyen de modifier ces deux grandes manifestations de la vie, la sensibilité et le mouvement, on a dû se demander le parti qu'on en pouvait tirer dans le traitement opératoire des maladies chirurgicales de l'œil et de ses annexes. La réponse à cette question ne devait pas se déduire des faits généraux de l'anesthésie. On ne pouvait arriver à des résultats véritablement positifs et pratiques qu'à la condition de réunir un grand nombre d'observations spécialement recueillies dans le but de savoir comment se comportaient, sous l'action des agents anesthésiques, le globe de l'œil et ses annexes. Nous avons donc profité des cas extrêmement nombreux d'inhalation du chloroforme dans un grand service de chirurgie, pour étudier cette intéressante question. Nous avons eu à examiner successivement l'influence du chloroforme 1° sur la sensibilité et la motilité des paupières; 2° sur la sensibilité de la conjonctive ; 3° sur la motilité du globe de l'œil ; 4° sur la motilité de l'iris.

Nous croyons pouvoir dire dès à présent, et avant de consigner dans les quelques propositions qui vont suivre les résultats obtenus, que le chloroforme est destiné à rendre dans l'avenir des services réels à la thérapeutique oculaire [1], mais

[1] **M. Jungken,** ophthalmologiste allemand, a déjà mentionné des résul-

à la condition qu'on se sera bien rendu compte de son mode d'action sur l'organe de la vue ; autrement il y aurait chance de déceptions fâcheuses pour le chirurgien et pour le malade. Il y aurait déception pour cette raison : que les résultats prévus par la théorie, d'après ce que l'on sait de l'action générale du chloroforme, sont très-souvent démentis par l'expérience quand il s'agit de l'appareil de la vision.

1° L'effet constant du chloroforme, quand l'inhalation est portée au degré qui se caractérise par la résolution générale, c'est l'immobilité complète, en quelque sorte absolue. du globe oculaire. C'est là le phénomène le plus constant, car la dilatation de la pupille subit des variations, et même se convertit en un état de resserrement dans la période la plus avancée de l'anesthésie.

Un second caractère, également très-important à noter, surtout sous le rapport de l'opération de la cataracte, c'est ce que nous appellerons, en imitant le langage de Barthez, la *force de situation fixe* que l'œil acquiert sous l'impression du chloroforme. Quelle que soit, en effet, la position du globe de l'œil au moment où il est en quelque sorte saisi par l'état anesthésique, il reste dans cette position pendant toute l'expérience.

La position dans laquelle l'œil des anesthésiés se fixe le plus habituellement, c'est la déviation en haut, sous la paupière supérieure. Toutes les tentatives que l'on fait avec le seul secours des doigts et sans instrument, pour déplacer l'œil, restent sans effet. Cette particularité est, comme on le voit,

lats d'application du chloroforme dans une foule d'opérations sur l'appareil de la vision ; mais il y a un tel désaccord entre ce que supposent les conseils qu'il donne et ce que nous avons observé, principalement en ce qui concerne l'état de la pupille, qu'il nous a été impossible de savoir si les opinions de M. Jungken étaient la rigoureuse expression de faits accomplis, ou un ensemble de prévisions sur ce qui pourrait être tenté.

d'une grande importance, puisqu'elle mettrait obstacle au manuel opératoire de la cataracte dans un grand nombre de cas.

Il semble, au premier abord, que les deux propositions qui précèdent n'en font qu'une, et que ces deux mots *immobilité* et *fixité* du globe sont deux expressions absolument synonymes. Si le langage n'y met pas de grandes différences, les faits cliniques nous en montrent de réelles, et voici dans quel sens : Pour bien faire comprendre notre pensée, comparons l'œil d'un cadavre et celui d'un sujet anesthésié. Sur le cadavre, il y a bien comme chez l'anesthésié immobilité du globe de l'œil, mais il y a entre les deux cette différence que si l'on cherche, au moyen de propulsions imprimées avec les doigts, à faire exécuter au globe de l'œil des mouvements par suite desquels la cornée se porte soit en haut, soit en bas, à droite ou à gauche, on le peut très-facilement. Chez l'anesthésié, au contraire, l'œil est non-seulement immobile, mais il est *fixe*, et les mouvements dont nous venons de parler ne peuvent s'exécuter sous la propulsion imprimée par les doigts de l'observateur. Le globe de l'œil peut bien subir un déplacement en masse, mais il cesse complétement de rouler, soit sur son axe vertical, soit sur son axe transverse.

Ce fait, qui est de la plus haute importance au point de vue physiologique, mérite que l'on en cherche la signification.

Il tient évidemment, selon nous, à ce que les quatre muscles droits de l'œil et les deux muscles obliques entrent dans une espèce de contraction tonique où ils se font équilibre pour maintenir le globe de l'œil dans la situation où ce dernier a été en quelque sorte saisi par l'état anesthésique. Mais alors, et c'est là ce qui intéresse surtout le physiologiste, n'est-il pas étrange que, tandis que le chloroforme a pour effet de résoudre sur tous les points les contractions musculaires, il ait ici pour résultat de traiter les muscles de l'œil d'une manière tout à fait différente et de leur donner une sorte de contraction tétanique, qui fait un singulier contraste avec l'état général du sujet?

Une conséquence qui sort immédiatement, au point de vue opératoire, du fait que nous venons de signaler, c'est que, sous l'influence de l'état des musles de l'œil, les liquides renfermés dans les enveloppes oculaires doivent tendre à s'échapper aussitôt qu'une solution de continuité intéresse ces enveloppes. C'est ainsi, du moins, que nous avons cru pouvoir expliquer la production presque instantanée d'un double chémosis séreux chez le dernier malade sur lequel nous avons pratiqué l'opération de la cataracte par abaissement pendant l'état anesthésique.

Il y a dans l'action du chloroforme sur l'organe de la vue deux ordres d'influences et deux périodes d'action dont il importe de ne pas confondre les effets. Il y a l'action pendant la période d'excitation et l'action pendant la période de collapsus.

Le premier effet produit par le chloroforme sur la muqueuse oculaire, c'est une action irritante; aussi l'impression générale des malades soumis à l'inhalation est-elle de fermer les paupières ; le second effet est de modifier la contractilité de l'iris, et cet effet, très-complexe, mérite d'arrêter spécialement notre attention. Tout à fait au début, et par conséquent pendant la période d'excitation, l'effet général consiste dans un état de dilatation de la pupille. Mais, chose étrange et bien imprévue, au moment où la période d'anesthésie a atteint son maximum d'intensité, la pupille, naguère dilatée, reprend une contractilité manifeste peu d'instants après qu'on a ouvert les paupières. Il semblerait que cette action physiologique appartienne à cet ordre curieux des phénomènes de l'action réflexe, car il est positif que dans l'état dont nous parlons, le cerveau du sujet ne perçoit aucune impression lumineuse externe.

Cela prouve encore que le chirurgien qui aurait compté sur la dilatation anesthésique de la pupille pour ses manœuvres opératoires éprouverait une singulière déception en face du phénomène dont nous venons de parler ; c'est ce qui nous a fait dire dans un autre travail que le chloroforme est un mauvais dilatateur de la pupille.

Un autre phénomène qui s'observe dans l'état des voiles palpébraux et que nous avons qualifié d'*immobilité cadavérique des paupières* mérite d'être noté. On remarque, en effet, que chez certains sujets (pas chez tous), quand l'anesthésie est poussée assez loin, les paupières gardent la situation que la main de l'observateur vient de leur donner ; s'il les entr'ouvre, elles restent entr'ouvertes ; s'il les ouvre plus largement, elles ne se referment pas. Ce fait est remarquable : il est presque effrayant pour ceux qui l'observent une première fois ; il témoigne d'une absence si complète, non pas seulement de contractilité, mais même de toute tonicité, qu'on est tout d'abord porté à croire à une certaine gravité dans l'état du sujet qui présente une pareille absence de la spontanéité vitale.

Un autre fait, qui doit être pris en grande considération au point de vue opératoire, c'est la reprise subite et instantanée de la contractilité pupillaire suivant des lois difficiles à déterminer. On voit en effet que tout à coup, et sans qu'on puisse se rendre compte du motif qui amène ce changement, la pupille, un instant avant largement dilatée, revient sur elle-même, sans que rien ait été changé, en apparence du moins, dans l'état général du sujet et dans les conditions de l'expérience. Dans les opérations de cataracte, au moment où le cristallin cesse d'occuper sa position, le même resserrement a lieu.

Nous n'avons pas remarqué que l'âge des sujets exerçât une influence notable sur les résultats généraux de l'expérience. Il n'en est peut-être pas de même de la constitution. En effet, lorsque celle-ci est affaiblie, les effets du chloroforme sur l'œil sont beaucoup plus actifs, le malade ayant moins de résistance.

Dans la pensée que l'anesthésie pouvait produire quelques phénomènes relatifs à la tonicité de l'œil comme elle en produit sur la tonicité musculaire, nous avons exploré la consistance de l'œil aux diverses périodes, et nous l'avons trouvée normale.

L'anesthésie oculaire, considérée sous le rapport de la rapidité avec laquelle elle se produit, nous a présenté des différences individuelles et sexuelles que nous devons mentionner ici. Nous avons vu, par exemple, que chez les femmes et sur certains hommes préalablement débilités, succédait à une excitation parfois excessive et presque sans transition, un sommeil profond qui se prolongeait plus longtemps que chez les autres sujets.

Quoique nous ayons recueilli un très-grand nombre d'observations, il ne nous a été possible d'en faire figurer qu'un nombre assez limité, comme base des résultats définitifs. On en comprendra facilement la raison en se rappelant que la plus grande partie des anesthésies observées ont eu lieu pour tout autre motif que celui de l'étude de l'anesthésie oculaire.

En second lieu, l'observation de ce genre de phénomènes n'est pas aussi simple qu'on pourrait le croire ; il y a de nombreuses causes d'erreur et de difficulté qui obligent à reléguer hors cadre les observations entachées de quelque doute. Le lecteur comprendra dès lors comment sur un nombre considérable d'observations, nous n'en avons trouvé que trente-cinq qui fussent susceptibles de figurer dans notre tableau définitif.

Sur ces trente-cinq observations, huit ont été recueillies sur des sujets âgés de moins de vingt ans et au moins de seize ans, dix sur des sujets âgés de vingt à trente ans, onze sur des individus de trente à quarante ans, et six seulement sur des sujets âgés de plus de quarante ans.

L'état cadavérique des paupières ou leur inertie absolue peut être considérée comme un excellent criterium de l'état d'anesthésie complète.

En effet, chez tous les sujets en collapsus elle existait, et par contre, on ne l'a observée que rarement (cinq fois sur trente-cinq) pendant la période d'excitation.

L'état de la vision n'a pas été noté dans les observations qui précèdent, à cause de la difficulté d'apprécier les sensations du sujet. On ne peut savoir, en effet, s'il ne voit pas la main ou l'instrument qui le menace, ou si, l'ayant vu, il ne peut s'y soustraire.

Deux opérations de cataracte par broiement ont été faites sur une malade anesthésiée. La première, faite pendant la période de complète prostration, a réussi de tous points. Pendant cette opération, l'œil de la malade est resté d'une fixité remarquable, et sa pupille, très-dilatée pendant la période d'excitation, a conservé cette dilatation pendant toute l'opération, quoique l'on n'eût pas instillé de belladone ou d'atropine dans l'œil. La seconde opération, entreprise dans une période de fausse prostration, a eu bientôt contre elle l'excitation très-vive du sujet qui, n'ayant plus sa raison, a rendu l'opération beaucoup plus difficile que si on l'eût faite pendant l'état de veille. Cependant l'opération a réussi, parce que la malade, bien vite réveillée, a repris quelque calme.

Un marin, Maurice (Aimable), âgé de soixante-cinq ans, a été opéré d'une double cataracte pendant l'anesthésie. Ses yeux avaient été antérieurement soumis à l'action de l'atropine. On pouvait donc compter sur toutes les conditions d'une opération facile. Ainsi, dilatation de la pupille et immobilité de l'œil, le sujet étant parfaitement endormi. Il est pourtant arrivé que, sous l'influence de la lumière, après le déplacement du cristallin, l'iris a repris une vive contractilité.

Ce qu'il y a de singulier, c'est qu'un autre malade n'avait pas présenté ce phénomène, quoiqu'il n'y eût pas eu de dilatation primitive par la belladone.

Le malade qui a servi pour les expériences de M. Follin avait eu le resserrement instantané, dès que le cristallin a été détourné du passage des rayons lumineux. (Voir le rapport sur le travail de M. Follin dans les *Mémoires de la Société de chirurgie*.)

Quelque inoffensives que soient les inhalations bien faites, aucune de mes expériences sur l'organe de la vision n'a eu lieu sur des sujets qui auraient été endormis dans la seule vue de ces expériences. Mais j'ai cru devoir profiter des cas d'inhalation faite pour tout autre motif et surtout pour les opérations. De cette manière les expériences perdaient tout caractère de recherches de curiosité. Mes observations ne sont donc pas des espèces d'expériences sur l'homme. Nous sommes parfaitement dans nos droits et dans le respect dû à l'humanité, quand nous profitons, pour certaines expérimentations inoffensives, d'un état particulier où a dû être placé, pour un but important, le malade sur lequel nous observons. Mais lorsqu'en vue de recherches d'une importance secondaire, nous faisons en quelque sorte sur l'homme de la physiologie expérimentale pure, c'est là une chose qui pourrait, le cas échéant, nous attirer des reproches graves, d'autant plus graves qu'ils seraient mérités.

FIN.

TYPOGRAPHIE HENNUYER, RUE DU BOULEVARD, 7, BATIGNOLLES.

9 782016 175316